Doeteur H. HOMMAY

Ancien Interne

de l'Hôtel-Dieu de Rennes

LES

Méningites Tuberculeuses

à réaction leucocytaire

et à forme clinique anormales

RENNES

Librairie Générale PLIHON et HOMMAY

1912

Docteur H. HOMMAY

Ancien Interne

de l'Hôtel-Dieu de Rennes

LES

Méningites Tuberculeuses

à réaction leucocytaire

et à forme clinique anormales

RENNES

Librairie Générale PLIHON et HOMMAY

1912

A MON PÈRE ET A MA MÈRE

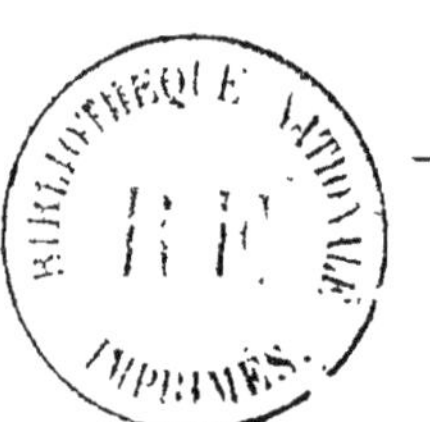

A MON ONCLE Hippolyte COUÉ

A MA FAMILLE

A MES AMIS

A MON MAITRE LE DOCTEUR LENOBLE

ANCIEN INTERNE DES HOPITAUX DE PARIS

MÉDECIN DE L'HOPITAL CIVIL DE BREST

À mes Maîtres dans les Hôpitaux de Rennes :

MONSIEUR LE DOCTEUR PERRIN DE LA TOUCHE

DIRECTEUR DE L'ÉCOLE DE MÉDECINE

CHEVALIER DE LA LÉGION D'HONNEUR

MONSIEUR LE DOCTEUR LEMONIET

PROFESSEUR DE CLINIQUE CHIRURGICALE

MONSIEUR LE DOCTEUR FOLLET

PROFESSEUR DE CLINIQUE MÉDICALE

MONSIEUR LE DOCTEUR MILLARDET

PROFESSEUR SUPPLÉANT DE CLINIQUE MÉDICALE

MONSIEUR LE DOCTEUR BODIN

PROFESSEUR DE DERMATOLOGIE ET DE BACTÉRIOLOGIE

MONSIEUR LE DOCTEUR VÉRON

PROFESSEUR DE CLINIQUE OBSTÉTRICALE

À MON PRÉSIDENT DE THÈSE

MONSIEUR LE DOCTEUR MOUSSOUS

PROFESSEUR DE CLINIQUE MÉDICALE DES MALADIES DES ENFANTS

A LA FACULTÉ DE MÉDECINE ET DE PHARMACIE DE BORDEAUX

OFFICIER DE L'INSTRUCTION PUBLIQUE

INTRODUCTION

Les méningites tuberculeuses, telles qu'on les trouve décrites dans les livres, sont l'exception. Pour peu que l'on ait fréquenté l'Hopital, on s'aperçoit de suite que leur description est idéaliste, et qu'elle se rattache plus à un type conventionnel qu'à un type réel.

On voit également dans les auteurs que la méningite tuberculeuse a une formule leucocytaire nettement établie, et que l'examen cytologique doit aider le clinicien quand les symptômes cliniques sont en défaut.

Nous nous sommes proposé, dans ce travail, de présenter quelques observations de méningites tuberculeuses qu'il nous a été donné de faire, et qui nous ont paru particulièrement intéressantes, en raison des anomalies que nous avons rencontrées tant dans leur forme clinique que dans leur réaction leucocytaire.

Comme préambule à cette étude, nous ferons d'abord l'historique rapide de la ponction lombaire, avec ses deux procédés (Quincke et Chipault), et de son emploi comme moyen de diagnostic. Nous donnerons ensuite très brièvement, l'historique et la technique de l'examen cytologique du liquide céphalo-rachidien, en rappelant les résultats qu'il doit fournir dans le cas qui nous intéresse. Après quoi nous produirons cinq observations, dans lesquelles l'examen cytologique a été anormal. Puis des cinq cas ainsi décrits nous essaierons de tirer quelques conclusions, en montrant combien ces méningites, anormales au point de vue cytologique, le furent également au point de vue clinique.

A. — Historique et technique de la ponction lombaire.

La ponction lombaire fut pratiquée pour la première fois par Quincke de Kiel, qui fit à ce sujet une première communication en 1890. Cet auteur employa la ponction lombaire d'abord, pour diminuer l'excès de pression du liquide céphalorachidien observé dans certains cas.

Voici quelle était la technique de Quincke. Le malade était couché sur le côté gauche, les jambes repliées sur le ventre, le dos fortement courbé. Après avoir minutieusement désinfecté la région, il marquait au crayon dermographique, à gauche de la ligne médiane, la partie horizontale des apophyses épineuses. Il délimitait ainsi un certain nombre d'espaces, et choisissait comme lieu d'élection le 4me qui est le plus large.

Pour l'enfant, il ponctionnait exactement sur la ligne médiane, et pour l'adulte à 5 ou 10 millimètres à droite de cette ligne. S'il tombait sur le plan osseux, il arrivait ensuite par tâtonnements à trouver l'espace.

Comme appareils, Quincke se servait de canules de 3 à 7 centimètres de long, et de 0$^{m}/^{m}$ 6 à 1$^{m}/^{m}$ 2 d'épaisseur. Ces canules étaient munies d'un mandrin. Une fois la ponction faite, il adaptait à l'extrémité libre de la canule, un tube de caoutchouc uni à un tube de verre, qui permettait de mesurer la hauteur à laquelle s'élevait le liquide, et donnait par suite la tension. Il cessait lorsque la pression tombait au dessous de 40 milli-mètres.

' Ce procédé avait un inconvénient, il risquait de produire des lésions de la queue de cheval; aussi M. Chipault, en 1897, subs-titua-t-il à la technique lombaire de Quincke, la technique lombo-sacrée. Comme matériel, nous retrouvons une disposition identique en principe, avec quelques perfectionnements pour les mandrins.

La technique, après avoir placé le malade dans le décubitus latéral, et désinfection comme précédemment, comprend deux temps :

« Le premier consiste à reconnaître l'intervalle lombo-sacré : il
» suffit d'ordinaire pour y réussir, de palper de haut en bas la
» crète apophysaire, car l'intervalle cherché est beaucoup plus
» dépressible que les autres. Garderait-on quelques doutes sur
» son indentité, qu'il suffirait pour la contrôler de chercher, à 5
» ou 6 centimètres de la ligne médiane, l'épine iliaque postéro
» supérieure, dont la grosse extrémité inférieure se trouve sur
» la même ligne horizontale que la première apophyse épineuse
» sacrée, et permet dès lors de la reconnaître sans hésitation.
» Le second temps consiste à enfoncer l'aiguille. La peau et
» l'aponévrose régionales étant extrêmement dures, on doit
» pénétrer d'un seul effort assez profondément, en introduisant
» l'extrémité de la pointe sur l'un des côtés de la première apo-
» physe épineuse sacrée, et dirigeant ensuite l'instrument, non
» pas tout à fait en avant, mais en avant, en haut, et en
» dedans. On frôle alors avec sa pointe le bord inférieur du
» premier arc sacré ; ce bord apprécié, on abaisse un peu le
» manche de l'instrument pour contourner l'obstacle, puis on
» enfonce de 1 centimètre chez l'enfant, de 2 chez l'adulte. Enfin
» on retire le mandrin : le liquide céphalo rachidien s'écoule par
» grosses gouttes claires, à peine teintées les premières de sang.
» La ponction terminée, d'un coup sec on retire le mandrin et
» on oblitère au collodion la piqûre. »

Cette méthode est celle la plus employée actuellement. En

chirurgie c'est celle que l'on emploie pour les rachistovaïnisations ; en médecine, elle est devenue classique.

Il est des cas cependant où il est impossible de passer au niveau de la ligne bisiliaque postérieure ; dans ces cas seuls, on a avantage à ponctionner plus haut, encore faut-il le faire avec prudence, et le plus rarement possible.

La ponction lombaire, quelque soit la méthode employée, a été utilisée dans maintes circonstances comme moyen de traitement. Nous ne nous en occuperons pas à ce point de vue, mais à un point de vue beaucoup plus intéressant, c'est à dire comme élément de diagnostic.

Comme élément de diagnostic, on s'est basé sur la pression avec laquelle jaillit le liquide, sur ses qualités physiques et chimiques — liquide clair, jaune, trouble, purulent — contenant de l'albumine, des chlorures ou de la fibrine. Nous laisserons encore cette partie de l'examen du liquide céphalo rachidien de côté, pour nous occuper uniquement de sa cytologie, et spécialement dans les méningites tuberculeuses.

B. — Examen cytologique du liquide céphalo-rachidien
Historique.

Dès que la technique de la ponction lombaire fut connue, il devait venir naturellement à l'idée de certains cliniciens d'examiner le liquide céphalo-rachidien au point de vue histologique. Ce furent d'abord Wentworth, Bernheim et Moser, qui étudièrent les premiers la question. Ils constatèrent que le liquide céphalo-rachidien, qui normalement ne contient que peu ou pas d'éléments anatomiques, en contenait un assez grand nombre dans les méningites tuberculeuses : ils rencontrèrent des polynucléaires et des lymphocytes, mais n'allèrent pas cependant jusqu'à indiquer lesquels de ces éléments prédominaient dans les méningites tuberculeuses.

Dans la suite, MM. Widal et Ravaut, qui avaient étudié au point de vue cytologique le liquide de la plèvre, de l'ascite et de l'hydrocèle, se mirent avec M. Sicard à étudier le liquide céphalo rachidien dans différentes affections, et en particulier dans les méningites. Ces auteurs ont fixé la formule cytologique de la méningite tuberculeuse telle que tout le monde l'admet aujourd'hui.

Il faut encore citer parmi ceux qui s'occupèrent de la cytologie dans la méningite tuberculeuse, MM. Arnold Netter et A. Gendron. Nous reviendrons d'ailleurs tout à l'heure sur leurs travaux, quand nous exposerons la formule cytologique de la méningite tuberculeuse, telle qu'elle est actuellement admise par tout le monde.

C. — Examen du liquide céphalo-rachidien — Technique.

L'examen cytologique du liquide céphalo rachidien est simple. Après avoir recueilli le liquide dans un tube stérile, on le défibrine en mettant quelques perles de verre dans ce tube, et en agitant jusqu'à formation d'un caillot que l'on enlève. Ceci fait, on porte le tube au centrifugeur, et l'on centrifuge jusqu'à ce qu'on ait au fond du tube un petit culot. On prend alors une pipette stérile, et avec cette pipette on aspire tout le liquide qui surnage, de façon à ne laisser que le culot avec le moins de liquide possible. Avec une autre pipette, on prélève quelques gouttes du culot que l'on étale sur lames ; on laisse sécher, et l'on fixe à l'alcool-éther. On colore ensuite avec l'hématéine-éosine, le bleu de Unna, ou la thionine.

Il ne reste plus alors qu'à porter la préparation sous le microscope, et après avoir regardé avec un faible grossissement où se trouvent les dépôts les plus abondants, examiner la préparation avec l'objectif à immersion.

Il faut examiner autant que possible toute la préparation, car dans certains endroits tel élément prédomine, alors qu'un peu plus loin c'est une autre variété de leucocytes qui abonde.

Il est un autre procédé qu'il est également bon d'employer, c'est la numération des éléments à l'aide de la cellule de Nageotte.

D. — Formule cytologique de la méningite tuberculeuse.

Il nous reste maintenant à voir quelle est la formule cytologique de la méningite tuberculeuse.

On peut dire d'une façon générale, que le liquide céphalo-rachidien normal ne contient pas d'éléments anatomiques. MM. Widal et Ravaut considèrent encore comme normale, une préparation qui à l'objectif à immersion présente 2 ou 3 lymphocytes sous le champ du microscope. Lorsque les méninges sont enflammées, apparaissent dans le liquide des éléments variables, en nombre plus ou moins considérable. Quand le bacille de Koch est l'auteur de l'inflammation, ce sont les lymphocytes que l'on trouve, ou tout au moins qui prédominent. Donc lymphocytose dans les méningites tuberculeuses, telle est la formule cytologique établie par MM. Ravaut, Sicard et Widal. Ces auteurs admettent bien que la lymphocytose peut ne pas être exclusive, et ils ont cité un cas ou on comptait 38 polynucléaires sur 62 lymphocytes. M. André Lutier, dans sa thèse sur les nouveaux procédés d'investigation dans le diagnostic des méningites tuberculeuses, trouve, sur 5 cas de méningite tuberculeuse : 26 polynucléaires sur 100 lymphocytes dans l'une ; 20 sur 100 dans une autre ; 14 et 22 pour 100 dans la troisième ; 29 puis 40 pour 100 dans une quatrième, et 40 pour 100 dans la cinquième. Dans ces 5 cas, on remarque que le nombre des polynucléaires varie, mais que les lymphocytes prédominent tout de même.

M.M. Arnold Netter et A. Gendron, sur 20 méningites tuberculeuses dont ils ont fait l'examen cytologique du liquide, trouvent une seule fois, chez un enfant de 3 ans, une prédominance de polynucléaires sur les lymphocytes; et cependant c'était bien une méningite tuberculeuse, puisqu'à l'autopsie ces auteurs ont trouvé : « exsudat énorme sur les hémisphères, et à la base du cerveau, granulie ».

MM. Widal, Sicard et Ravaut, sur 12 cas vérifiés à l'autopsie, ont trouvé 12 fois une lymphocytose prédominante.

M. Lutier dit : sur 134 cas on a trouvé 118 fois lymphocytose prédominante, 10 fois une polynucléose prédominante, deux fois lymphocytes et polynucléaires à parties égales; 4 fois la forme a changé, et après avoir été polynucléaire au début devint ensuite lymphocytaire.

La formule cytologique de la méningite tuberculeuse est donc bien *lymphocytaire* dans la majorité des cas.

Il peut se rencontrer des cas cependant, où cette loi générale est en défaut; et Lewhonicz, Concetti, Méry et Babonneix, Guinon et Simon, Bardon et Cadé, Bruneau et Hawtorn, Marcou-Mutzner, Sicard, Carrière en ont publié.

Il nous a été donné à nous même d'observer, dans le service de notre maître le Dr Lenoble, 5 cas de méningite tuberculeuse à réaction leucocytaire et à forme clinique anormales ; ce sont ces 5 observations que nous allons maintenant présenter.

OBSERVATIONS

OBSERVATION I

Prédominance des polynucléaires.

Y. G..., âgé de 26 ans, cultivateur.

Antécédents héréditaires. Père et mère vivants et bien portants, 6 frères et sœurs bien portants, un frère mort à l'âge de 8 ans de méningite, une sœur morte en bas âge de maladie inconnue.

Antécédents personnels. N'a pas eu de maladie d'enfance ; a fait à l'âge de 18 ans une bronchite qui a duré 8 mois et pendant laquelle il a beaucoup maigri, toussant et crachant abondamment. A fait deux ans de service, pendant lesquels il a beaucoup repris. Depuis son service jusqu'à son entrée à l'Hôpital, il s'était bien porté. Il n'a pas d'antécédents syphilitiques ni éthyliques.

Histoire de la maladie. Le 4 août 1911 en travaillant, le sujet est tombé malade ; il a été pris d'engourdissements et de faiblesse dans les membres inférieurs, de sueurs abondantes. Il s'est couché. Le lendemain il a eu de violents maux de tête à prédominance occipitale. Il s'est alors mis à la diète et a gardé le lit. Au bout de 5 à 6 jours, vers le 10 août, il a été pris de vomissements (5 à 6 par jour environ) ; ces vomissements ont duré 3 jours et n'ont pas reparu. Depuis, il est très constipé et n'a pu aller à la selle qu'après des purgatifs répétés.

Le sujet est un homme de constitution faible ; il est dans un état de prostration très marquée. Il ne répond que difficilement aux questions qu'on lui pose et après avoir hésité assez longtemps. Dans son lit, le malade est couché sur le dos, la tête renversée en arrière, les jambes allongées, position qui a été précédée pendant quelques jours du classique chien de fusil. Il est impossible de fléchir la tête sur le tronc, mais les mouvements de latéralité sont possibles. Le signe de Kernig existe très marqué, les réflexes patellaires sont excités, il n'y a pas de clonus du pied ni de signe de Babenski.

Le malade se plaint de douleurs thoraciques et de rachialgie, surtout lombaire, accentuée par la pression. La raie méningitique est très marquée, se produit vite et persiste. L'hyperesthésie est généralisée, et très prononcée ; le moindre contact détermine une violente douleur.

L'examen de l'appareil digestif montre une langue sèche et rôtie ; le ventre est en bateau, il est souple et peu douloureux.

A l'examen des yeux on constate du nystagmus vertical à droite, la pression des globes oculaires est douloureuse, les réflexes sont conservés.

L'appareil respiratoire est sain ; l'appareil circulatoire normal ; le pouls est à 100. Les urines ne contiennent ni sucre ni albumine.

Le 15 Août. On fait une ponction lombaire : on retire 25 c/m cubes de liquide légèrement louche et albumineux. Ce liquide centrifugé, on obtient un culot blanchâtre, qui étalé et coloré, permet de voir des lymphocytes et des polynucléaires en nombre sensiblement égal, une dizaine par champ microscopique. La recherche des microbes à l'intérieur et en dehors des globules blancs a été négative. Une culture ensemencée avec le liquide céphalo-rachidien n'a rien donné. On fait alors une injection intra-rachidienne de 20 centimètres cubes de sérum anti-méningococcique. Température 39,1.

Le 17 Août. Le malade est allé seul le soir à la selle, la nuit a été assez bonne. On fait une nouvelle ponction lombaire (25 c/m cubes environ) ; le nombre des lymphocytes a diminué, celui des polynucléaires a augmenté. On ne réinjecte pas de sérum antiméningococcique. Température 38,2.

Le 19 Août. On fait une troisième ponction lombaire, (30 centimètres cubes): le liquide est plus trouble. Centrifugé, on colore le culot au violet de gentiane ; on constate alors beaucoup de polynucléaires, encore moins de lymphocytes qu'à la précédente ponction ; pas de microbes, On injecte pour la seconde fois 20 centimètres cubes de sérum antiméningococcique. Température 40,3.

Le 20 Août. Nouvelle ponction. L'albumine du liquide céphalo-rachidien a diminué. Le culot, coloré au bleu de Unna, montre une quantité considérable de polynucléaires, avec quelques rares lymphocytes ; on trouve également quelques cellules de la paroi altérées. Aucun microbe. Température 39,4.

Le 21 Août. Le malade saigne abondamment du nez ; il n'est pas allé à la selle depuis 4 jours. La céphalée est surtout frontale. Le malade est calme ; les pupilles réagissent bien ; on ne constate pas d'inégalité pupillaire ; les réflexes rotuliens sont exagérés ; le Kernig persiste très marqué ; la langue est rouge et sèche. Température 39,9.

Le 22 Août. Nouvelle ponction lombaire : le liquide retiré est d'abord hémorragique, puis ensuite jaune citrin. Après centrifugation le culot est rouge et le liquide reste coloré. L'examen microscopique montre des polynucléaires en abondance, peu de lymphocytes, et quelques globules sanguins.

La réaction de Meyer faite sur le liquide est positive.

Le pouls est régulier à 100, la respiration à 12 ; le malade ne dort pas et est toujours constipé. La céphalée est intense, les pupilles réagissent bien et sont égales. Température 38,1.

Le 25 Août. Nouvelle ponction de 20 centicubes ; le liquide est trouble, de coloration blanchâtre ; centrifugé, on a un culot blanc, constitué exclusivement par des polynucléaires non déformés. Pas de microbes. Le liquide céphalo-rachidien est toujours très albumineux et a une réaction de Meyer positive. Température 39.

Le 26 Août. Epistaxis. Température 39.

Le 28 Août. La fièvre a diminué, la raideur de la nuque persiste, l'état général est stationnaire. Température 38.

Le 30 Août. Pouls régulier, la température baisse ; le malade est toujours en chien de fusil. Température 37,9.

Le 1er Septembre. Huitième ponction lombaire. Dans le liquide céphalo-rachidien on trouve beaucoup de polynucléaires, quelques lymphocytes, pas de microbes.

Le 2 Septembre. Le malade est dans un délire calme, le pouls est régulier à 104 ; quelques soubresauts tendineux. Respirations, 5 à 6 à la minute. Température 37,5.

Le 6 Septembre. Le malade est dans un état de torpeur accentué ; la contracture a diminué ; rétention d'urine et des fèces. Température 37,3.

Le malade meurt le 7 Septembre ; l'autopsie est faite le 9.

On constate des adhérences très fortes à la base du cerveau ; en détachant la pie-mère, on enlève de la matière cérébrale. La pie-mère est farcie de granulations, surtout à la base et le long du trajet des vaisseaux. Les adhérences sont plus marquées à droite.

Les coupes du cerveau ne laissent voir aucune lésion macroscopique.

Cervelet, rien.

Protubérance, rien.

Cœur normal ; rien aux orifices ; myocarde intact.

Poumons, pas de traces de tuberculose ; quelques ganglions au hile.

Foie normal.

Reins normaux ; capsules surrénales, rien.

Rate, crie sous le couteau.

Dans le cas qui nous occupe, nous ferons remarquer qu'à la première ponction faite le 15 Août, c'est-à-dire 11 jours exactement après le début de la maladie, on trouve un nombre sensiblement égal de lymphocytes et de polynucléaires.

Dans quelques cas on avait déjà observé de la polynucléose au début, mais cette polynucléose s'atténuait pour faire place a la lymphocytose. Ici c'est le contraire : nous trouvons les deux sortes d'éléments au début ; puis dans les ponctions successives, c'est-à-dire des 17, 19, 20, 22, 25 Août et du 1ᵉʳ Septembre, les lymphocytes diminuent de plus en plus, pour faire place à une polynucléose presque pure. Si nous n'avions fait qu'une ou deux ponctions lombaires, on pourrait nous objecter que dans certains cas on a remarqué de la polynucléose un jour et de la lymphocytose les jours suivants ; mais étant donné le nombre de prises de liquide céphalo-rachidien effectuées, cette objection est impossible.

On pourrait peut-être encore nous dire, que ce n'était pas une méningite tuberculeuse. La chose serait difficile à soutenir, l'autopsie ayant démontré des lésions telles que : « adhérences à la base du cerveau, granulations le long du trajet des vaisseaux », que l'on a l'habitude de trouver décrites dans tous les traités d'anatomopathologie, au chapitre méningites tuberculeuses. Ces lésions nous ont même paru tellement évidentes, que nous n'avons pas songé à faire d'inoculations expérimentales.

Voilà donc un cas de méningite tuberculeuse de l'adulte, à prédominance de polynucléaires.

Nous ne savons à quelle cause rattacher cette polynucléose. Elle n'est certes pas due à des infections secondaires, comme dans les observations de Bernard Bruneau et Hawthorn ; puisqu'à l'autopsie nous n'en avons pas trouvé. Elle n'est pas due non plus, suivant la théorie de Concetti, à la présence d'un grand nombre de bacilles tuberculeux dans le liquide céphalorachidien, puisque nous n'avons pu les déceler dans nos préparations. C'est une méningite tuberculeuse à polynucléaires, nous l'avons vu ; mais dont l'interprétation nous échappe.

OBSERVATION II

Prédominance des polynucléaires.

F. G. âgé de 30 ans, docker.

Le **23 Juin** ce malade entre dans le service avec le diagnostic de méningite. Dans la nuit du 23 au 24 le malade est très agité, le lendemain matin on l'examine, et on trouve :

Une céphalalgie intense qui fait que le malade porte constamment les mains à sa tête ; il est dans un état de demi-somnolence ; il peut cependant dire que depuis 15 ou 20 jours il souffrait de l'oreille droite.

Il n'a pas de vomissements, mais est constipé et depuis 4 jours n'a pas eu de selles ; il n'urine pas spontanément.

Les membres inférieurs sont contracturés, sans être dans l'attitude du chien de fusil ; la tête est en extension, la nuque raide, ne permettant que les mouvements de latéralité. Le signe de Kernig est positif ; le ventre n'est pas en bateau ; pas de trismus.

La raie méningitique est marquée et persiste ; les globes oculaires ne sont pas douloureux à la pression, et ne sont pas déviés. Le réflexe rotulien est aboli. Le pouls est petit, à 68, la respiration superficielle à 24 à la minute. Les urines ne contiennent ni sucre ni albumine. Température rectale, 36,2.

Le **24 Juin** à 10 heures du matin on fait une ponction lombaire. Le liquide est trouble, coule sous pression normale ; on en retire 10 c/m cubes environ. Ce liquide renferme de l'albumine ; on le centrifuge, et on obtient un culot grisâtre, dont la dernière goutte étalée, et colorée au violet de gentiane, montre une *grande quantité de polynucléaires, pas de lymphocytes* ni de bactéries.

Après cette ponction, le malade s'endort et ne se réveille que vers 3 h. de l'après-midi, avec un mieux sensible. La céphalalgie a diminué, le malade est moins abattu. Un examen des oreilles montre un rétrécissement du conduit auditif externe, et à droite un tympan excavé.

L'examen des yeux n'indique ni strabisme, ni myosis, ni inégalité pupillaire. Les réflexes lumineux et accomodateurs sont conservés des deux côtés. Il n'y a pas de stase papillaire, ni d'altérations du fond de l'œil.

En raison des maux d'oreilles antérieurs, on décide une trépanation. Celle-ci est faite le **25 Juin** à 8 h. 1/2 à la mastoïde droite.

Arrivé au sinus latéral, on arrête l'intervention, car on ne constate aucun écoulement anormal. On fait alors un Wassermann, et ce dernier ayant été positif, on fait une injection de 5 centigr. de calomel.

Le 26 Juin. Le malade étant tombé dans le coma, on fait une nouvelle ponction lombaire ; on retire 15 c/m cubes de liquide très clair.

Ce liquide renferme toujours de l'albumine, et la dernière goutte, colorée, montre également une prédominance des polynucléaires, mais plusieurs ont leur noyau en karyolyse.

La réaction de Wassermann faite sur le liquide céphalo-rachidien est négative ; la réaction de Nogushi est positive. On prélève 5 centicubes du liquide et on l'injecte à un cobaye.

A 4 h. 1/2 du soir on fait une injection intraveineuse de 30 centigrammes de 606.

A 8 h. du soir, le malade est couvert de sueurs, cyanosé, et sans connaissance.

Le 27 au matin le malade est mieux, répond aux questions qu'on lui pose.

Le 29. Il est retombé dans le coma ; le visage et le corps sont couverts de sueurs ; on constate de la ptose palpébrale.

Le 30. Le malade meurt à 10 h. du matin. L'autopsie est faite le même jour à 6 heures du soir.

Le Cerveau. Méninges très congestionnées mais se décortiquant cependant facilement ; le liquide céphalo-rachidien est très abondant. On constate la présence de granulations à la surface des méninges ; ces granulations suivent le trajet des vaisseaux.

Les coupes du cerveau ne présentent que du piqueté hémorragique.

Bulbe et protubérance, rien.

Cervelet, rien.

Moëlle épinière. Au niveau de la région dorsale, la moëlle est déliquescente ; à sa surface les méninges sont congestionnées dans toute leur étendue.

A l'ouverture du **thorax** on constate des adhérences pleurales à gauche et une légère symphyse pleuro-péricardique. Le poumon gauche infiltré, présente une grosse caverne au sommet. Le poumon droit est infiltré.

Cœur, petit, P. 195 gr.

Rate, normale.

Foie, légère dégénérescence graisseuse.

Reins, normaux.

Un cobaye, inoculé avec les méninges, meurt au bout de 4 mois.

Les organes examinés ne renferment pas de tubercules, sauf la rate qui est parsemée de points blanchâtres. Des coupes de cette rate, vérifiées par le Dr Lenoble, montrent plusieurs cellules géantes.

Un autre cobaye, inoculé dans le péritoine avec 7 centicubes du liquide céphalo-rachidien, meurt au bout de 5 mois, avec, dans l'aine correspondante, un ganglion gros comme un grain de blé entouré de ganglions plus petits avec un ou deux ganglions mésentériques. Des frotis du ganglion de l'aine présentent des bacilles de Koch, rares mais indéniables.

Dans cette seconde observation, la polynucléose est apparue dès le début et a persisté jusqu'à la fin. Nous la trouvons en effet toujours même, aux ponctions faites le 24 et le 26 Juin. Et cependant la tuberculose est indéniable, ainsi que le prouvent les lésions reconnues à l'autopsie, et les deux inoculations aux cobayes, montrant, chez le premier une rate nettement tuberculeuse, et chez l'autre un ganglion tuberculeux. Dans le cas présent, la ponction lombaire n'a donc fait que contribuer à une erreur de diagnostic, d'autant plus facile à commettre que, comme nous le verrons plus loin, cette méningite était à forme clinique anormale.

OBSERVATION III

Pas d'éléments anatomiques.

J. S. 27 ans, terrassier.

Antécédents héréditaires. Le malade n'a pas connu ses parents.

Antécédents personnels. N'a pas eu de maladies d'enfance. Contracte souvent des rhumes, mais qui passent, dit-il, en quelques jours. Avoue boire beaucoup, 4 à 5 litres de cidre par jour, plus de nombreux cafés avec eau-de-vie. Pas d'antécédents vénériens.

Histoire de la maladie. Il y a 5 mois, dans les derniers jours de Septembre 1911, le malade, à la fin d'une journée très chaude, a ressenti un violent point de côté à gauche et s'est mis à tousser. La toux augmenta les jours suivants, et un mois après le début, le malade commençait à cracher. Depuis un mois il ne peut plus travailler et se met à errer, couchant dans les fermes qu'il trouve sur son passage. La police le saisit et le fait mettre en prison. C'est de là qu'on l'a envoyé à l'hôpital, où il est entré le **22 Janvier 1912**.

Etat actuel. Cet homme est de taille et de constitution moyennes, il a des cheveux blond-vénitien. Les pupilles sont égales et réagissent bien à la lumière et à l'accomodation. La dentition est bonne, la langue blanche au milieu et rouge sur les bords. Les pommettes sont rouges, les fosses sus et sous-claviculaires très marquées ; le ventre est plat ; les membres inférieurs peu musclés. La palpation des muscles du thorax et des membres est douloureuse. Le malade a beaucoup maigri ; en un an il a perdu 20 kilogs.

Appareil pulmonaire. Le malade tousse beaucoup, il crache des crachats nummulaires épais, non aérés. A l'auscultation on constate : en avant à droite, une inspiration rude, des gargouillements au sommet, et des râles souscrépitants dans le reste de la hauteur du poumon. En arrière à droite : souffle caverneux au sommet et gargouillements ; inspiration rude et râles sous-crépitants dans le reste de la hauteur du poumon.

En avant à gauche, souffle caverneux, bruit de pot fêlé, gargouillements jusqu'à la partie moyenne ; plus bas râles sous-crépitants et frottements pleuraux.

En arrière à gauche, gargouillements au sommet ; plus bas, râles sous-crépitants.

La percussion montre un espace de Traube très limité.

La palpation accuse une exagération marquée des vibrations des deux côtés, mais surtout en arrière.

Le malade respire 24 fois par minute.

Appareil circulatoire. Bruits du cœur normaux ; artères dures. Pouls à 120.

Appareil digestif. Le malade mange peu, sa toux entraîne des vomissements fréquents. Il est constipé.

Système nerveux. Normal.

Appareil urinaire. Urines normales comme quantité, ne contenant ni sucre, ni albumine.

Le 29 Janvier 1912, le malade présente du délire, surtout nocturne ; dans son délire il cause à ses voisins de lit et cherche à se lever. Par moments il tombe dans un état de somnolence dont on peut le tirer facilement. La figure est rouge, les conjonctives injectées de sang ; les pupilles contractées sont inégales, la pupille droite étant plus petite que la gauche. Le réflexe, à l'accomodation, existe encore à droite. Il a une hyperesthésie cutanée marquée. La raie méningitique est lente à se produire, mais persiste. Le signe de Kernig est positif. Le réflexe patellaire est normal. Le malade n'a pas de maux de tête, pas de vomissements, mais il est constipé.

Le pouls est petit, régulier à 140. La respiration est régulière à 40 à la minute.

On fait alors une ponction lombaire ; on retire 20 centicubes de liquide céphalo-rachidien, ne contenant ni sucre ni albumine. Ce liquide est centrifugé ; la dernière goutte, étalée et examinée au microscope, ne montre pas d'éléments anatomiques. L'examen du liquide à la cellule de Nageotte donne 1/5 = 0,20.

Le 30 Janvier 1912. Le malade est allongé dans son lit, il est raide, il se plaint. Les yeux sont demi-fermés, l'intelligence est diminuée, le malade ne comprend plus ce qu'on lui dit. On constate toujours de l'hyperesthésie cutanée. Le signe de Kernig est encore plus marqué, les réflexes rotuliens sont abolis. La nuque n'est pas raide, les muscles et les tendons présentent quelques soubresauts.

Le pouls est fréquent, 136 ; il est inégal et parfois intermittent. La respiration s'est ralentie, 26 à la minute. Les pupilles sont toujours en myosis.

On fait une seconde ponction lombaire qui, comme la précédente, montre un liquide céphalo-rachidien dépourvu d'éléments anatomiques. Les pupilles en myosis ayant attiré l'attention du côté des reins, on fait dans le liquide céphalo-rachidien un dosage d'urée, suivant le procédé Widal ; on trouve 0 gr. 21 centigrammes.

A trois heures du soir le malade meurt.

Le 31 Janvier, l'autopsie est faite. A l'ouverture du crâne, on constate à la surface des circonvolutions, mais surtout à droite, des granulations tuberculeuses évidentes. Le cerveau se décortique difficilement ; les méninges sont farcies de tubercules. Les ventricules latéraux ne renferment pas de liquide. Le cerveau gauche ne présente pour toute lésion qu'un piqueté hémorragique banal. Pas de tuberculose sur les plexus choroïdes.

Au niveau du confluent moyen antérieur, on trouve quelques granulations. On ne peut s'assurer s'il y a absence de communication entre les méninges cérébrales et rachidiennes.

A l'ouverture du thorax on constate des adhérences pleurales multiples. Le péricarde contient un liquide séreux ; pas de symphyse pleuro-péricardique. Les ganglions intertrachéo-bronchiques sont engorgés.

Le poumon gauche présente, à l'union du tiers moyen avec le tiers supérieur, une petite caverne. Le reste du poumon est farci de tubercules caséeux. Les petites bronches sont dilatées.

Le poumon droit présente une caverne à son sommet ; le reste est farci de tubercules.

Le cœur est petit ; l'aorte mesure 7 c/m.

La rate est congestionnée.

Les reins ne présentent pas d'altérations, mais se décortiquent mal ; ils pèsent 205 gr. et 180 gr.

Le foie est normal et pèse 1690 gr.

Dans cette troisième observation, nous ne trouvons pas d'éléments cellulaires dans le liquide céphalo-rachidien, ou plutôt ils y sont en quantité minime, 0,20 à la cellule de Nageotte.

Ce liquide ne contient pas non plus d'albumine ; et nous sommes cependant chez un sujet présentant des lésions cavitaires aux deux sommets, et dont l'autopsie a montré des lésions nettement tuberculeuses des méninges et du cerveau.

Il nous faudrait alors admettre des adhérences méningées, empêchant la communication entre le liquide céphalique et le liquide dorso lombaire? A notre connaissance on a aussi expliqué ces faits par l'oblitération des trous de Monro ou de Magendie. Kenn aurait déjà constaté, dans une méningite tuberculeuse, une oblitération du trou de Monro et une hydrocéphalie unilatérale. Marfan, 2 fois sur 4 cas, aurait trouvé la communication interrompue. D'après Marfan cependant, dans la méningite tuberculeuse, le trou de Magendie n'est pas fermé même lorsque les méninges sont épaissies. Enfin le Docteur Colrat de Lyon a toujours trouvé la communication libre.

Pour le cas qui nous occupe nous ne pouvons trancher la question, et ne faisons que constater le fait, puisqu'il nous a été impossible de nous assurer s'il existait une communication entre les méninges céphaliques et rachidiennes.

OBSERVATION IV

Polynucléaires et Lymphocytes

T. Tailleur, 34 ans ; entré à l'hôpital le 17 Décembre 1909.

Antécédents héréditaires. Père mort alcoolique à 50 ans ; mère morte à 66 ans d'une maladie qui a évolué en 8 jours. Deux frères en bonne santé. Une sœur morte de suites de couches.

Antécédents personnels. Il n'a pas eu de maladies du jeune âge. A fait onze ans de service dans la flotte, et a été réformé il y a 5 ans, pour tuberculose pulmonaire. Depuis, il n'a cessé de tousser et de cracher. Pas de syphilis ni d'éthylisme.

C'est un homme bien constitué, au thorax largement développé ; il a des cheveux abondants, et une bonne dentition. Les membres supérieurs ne présentent rien de particulier. Le ventre est en triple saillie. Les doigts sont hippocratiques.

L'examen de l'appareil digestif ne décèle rien ; le ventre est souple, non douloureux à la palpation ; le foie et la rate ne sont pas hypertrophiés.

Le système nerveux est normal : il n'y a aucun trouble de réflectivité et de sensibilité.

L'appareil circulatoire est normal, le pouls régulier et bien frappé à 82 à la minute.

Les urines ne contiennent ni sucre ni albumine.

A l'examen de l'appareil respiratoire, on constate de l'exagération des vibrations, et de la matité aux deux sommets en avant. A droite, l'inspiration est rude, et on entend sous la clavicule un foyer de râles souscrépitants. A gauche, souffle caverneux au sommet, et gargouillements s'entendant jusqu'à la partie moyenne du poumon.

En arrière, exagération des vibrations aux deux sommets et matité. A droite, inspiration rude et râles souscrépitants dans la fosse sus épineuse. A gauche, souffle caverneux et râles souscrépitants occupant toute la hauteur du poumon. On constate en plus des signes très nets d'adénopathie intertrachéobronchique.

Le malade tousse beaucoup et crache des crachats verdâtres, nummulaires, non aérés. L'albumino-réaction faite sur ces crachats est nettement positive.

Le 23 Décembre. Intradermo-réaction très positive après 24 heures.

Le 2 Janvier. Le malade passe en chirurgie pour un abcès des bourses. Il revient dans le service le 9 Février. On constate alors qu'il est dans un état d'obnubilation complète ; il ne répond pas aux questions qu'on lui pose, se plaint quand on le remue.

Il ne présente pas de signe de Kernig, pas de raideur de la nuque, seule la raie vaso-motrice est très marquée. Pendant la nuit il est très agité et cherche à se lever; il prononce des paroles inintelligibles. Pouls régulier à 84.

Le 10 Février. Le signe de Kernig existe très nettement, la raideur de la nuque aussi, les vertèbres sont douloureuses à la pression. La douleur à la pression des globes oculaires persiste, ainsi du reste que la raie vaso-motrice. Le ventre est rétracté. Le pouls est à 76, régulier et bien frappé. Les urines contiennent un nuage d'albumine.

On fait alors une ponction lombaire, qui donne issue à 10 centicubes de liquide clair, s'écoulant goutte à goutte et sans pression. Ce liquide est albumineux et ne donne pas la réaction de Noguschi. On centrifuge le liquide; le culot étalé, fixé à la chaleur et coloré au bleu de Unna, montre des lymphocytes et des polynucléaires en quantité égale. On ne constate pas la présence de bactéries.

Le 12 Février. Mieux très sensible. Le malade répond parfaitement aux questions qu'on lui pose, mais ne se souvient pas de ce qui s'est passé pendant les jours précédents. Le Kernig, la raideur de la nuque, l'hyperesthésie cutanée, la raie méningitique et la douleur à la pression des globes oculaires persistent toujours. Le pouls est régulier à 84.

Le 13 Février. L'amélioration persiste quant à l'intelligence, mais les signes sont les mêmes. Pouls 84. L'albumine de l'urine, dosée au réactif d'Esbach, donne 1 gr.

Le 14 Février. Les réflexes sont excités. La photophobie existe très nette, ainsi que la douleur à la pression des globes oculaires. Les pupilles sont moyennement dilatées, le réflexe à la lumière et à l'accomodation est conservé, mais lent. Le Kernig est toujours très marqué. On fait une seconde ponction lombaire, qui donne issue à 4 ou 5 centicubes de liquide fortement hémorragique, s'écoulant sous faible pression. L'examen de ce liquide, après centrifugation et coloration, montre des éléments rappelant le pneumocoque et le méningocoque, des polynucléaires et des lymphocytes en quantités égales.

Le 17 Février. Le malade est agité, il a du hoquet, la photophobie a disparu, la raideur de la nuque est moindre; par contre le Kernig, la raie vaso-motrice et la douleur à la pression des globes oculaires persistent. On fait une troisième ponction lombaire qui donne issue à un liquide trouble, s'écoulant goutte à goutte. On se sert de ce liquide pour faire une culture.

Le 20 Février. Les signes persistent ; mais la vessie formant un globe distendu, on sonde le malade, et on retire 300 centicubes d'urine de coloration jaune trouble, et contenant de l'albumine. Pouls à 152.

Sur la culture ensemencée avec le liquide céphalo-rachidien le 17 février, on constate la présence de rares méningocoques.

Le 21 Février. Quatrième ponction lombaire. On retire 20 centicubes de liquide trouble s'écoulant goutte à goutte, et on injecte 20 centicubes de sérum antiméningococcique.

Sur la culture en bouillon faite le 17 Février, on trouve des éléments en grains de café, rappelant le méningocoque. Traités par le Gram, la plus grande partie de ces éléments se décolorent ; toutefois on en rencontre quelques uns qui ont conservé leur coloration. On met une goutte de sérum antiméningococcique dans deux tubes contenant chacun 100 gouttes de liquide céphalo-rachidien ; mais pas de précipito réaction.

Le 22 Février. Cinquième ponction lombaire, qui donne issue à 20 centicubes de liquide plus trouble et plus coloré que celui des ponctions précédentes. Injection de 20 centicubes dé sérum antiméningococcique.

Les signes cliniques sont à peu-près les mêmes ; le délire s'est un peu accentué. Le pouls est à 124.

Le 23 Février. Le malade est calme, mais délire : les signes persistent ; le pouls est à 116, régulier et bien frappé, la respiration à 30.

Le 24 Février. Même état. Pouls régulier à 112.

Le 25 Février. Malade prostré, indifférent à ce qui se passe autour de lui, la photophobie est très marquée. Le malade gâte et urine par rengorgement. La vessie forme un globe remontant jusqu'à l'ombilic. Soubresauts musculaires, surtout marqués aux membres supérieurs. Les pupilles sont inégales, la gauche plus grande que la droite.

Le malade meurt à 2 heures 1/2 le soir.

L'autopsie est faite le 26 Février 1911, 21 heures après la mort.

A la base du cerveau, au niveau de la scissure de Sylvius, on trouve de nombreuses granulations tuberculeuses ; la substance cérébrale est déliquescente, la substance blanche congestionnée, la quantité de liquide céphalo-rachidien considérable.

Au niveau du cervelet on trouve des adhérences des méninges et du pus.

La partie inférieure de la mœlle est en bouillie, et présente du pus par endroits.

Le poumon gauche présente une caverne au sommet, le reste du poumon est infiltré. Le sommet du poumon droit est déchiqueté, le reste est infiltré, et la plèvre très épaisse.

Cœur petit ; le cœur droit est dilaté.

Le foie ne présente pas d'altérations.

Rate volumineuse et dure à la coupe.

Reins congestionnés.

Testicule gauche. L'épididyme renferme un pus épais, caséeux et jaunâtre.

Le pus du cerveau a été étalé sur lame et coloré au violet de gentiane phéniqué ; il renferme de rares éléments ressemblant à des grains de café.

Dans le pus du testicule, coloré au bleu de Kuhne, on constate des diplocoques semblables à ceux trouvés dans le pus du cerveau.

Une coloration au Ziehl ne montre pas de bacilles dans le pus du cerveau.

Sur une culture ensemencée avec du pus de méninge il a poussé du staphylocoque.

Le pus du testicule renferme un petit bacille court et étroit donnant sur bouillon et sur gélose une culture glaireuse et verte.

Cette quatrième observation nous fait assister à quelque chose de plus anormal que précédemment. Le premier examen cytologique fait le 10 Février, nous montre en effet des polynucléaires et des lymphocytes en quantité égale, et aucune bactérie.

Le 14 Février une seconde ponction lombaire donne le même résultat cellulaire, mais montre en outre des bactéries rappelant le pneumocoque et le méningocoque. Enfin, le liquide retiré dans les ponctions successives sert à faire des cultures qui montrent de rares méningocoques.

Nous voilà donc en présence d'une réaction leucocytaire mixte, si nous pouvons nous exprimer ainsi ; et cependant à l'autopsie les lésions tuberculeuses sont évidentes.

Comment expliquer le fait ? A notre avis il s'agissait là d'une méningite mixte, c'est-à-dire à meningocoques et à bacille de Koch ; et la polynucléose mêlée à la lymphocytose, s'explique par ce fait qu'à l'infection tuberculeuse, qui se traduit par des lymphocytes, est venue s'adjoindre l'infection méningococcique, qui s'est traduite par des polynucléaires. Et ce qui le prouve bien, c'est que si l'autopsie a montré des granulations tuberculeuses évidentes, le pus du cerveau étalé sur lame et coloré a montré des diplocoques en grain de café.

Ici nous nous trouvons donc d'accord avec ceux qui prétendent que la polynucléose mêlée à la lymphocytose indique tout simplement, qu'à l'infection primitive est venue s'ajouter une infection secondaire.

OBSERVATION V

Prédominance des Polynucléaires.

J. P..., 38 ans, manœuvre, entré le 12 Avril 1912.

Antécédents héréditaires. Père mort de paralysie à 75 ans. Mère vivante et bien portante, âgée de 70 ans. Deux frères bien portants. Une sœur de santé délicate.

Antécédents personnels. Veuf. Sa femme est morte de la fièvre typhoïde. Un fils de 11 ans bien portant. Il a eu la rougeole en bas âge. N'est pas syphilitique mais est éthylique.

Le malade entre à l'hôpital pour la poitrine. Il a commencé à tousser il y a 6 semaines; depuis il tousse beaucoup, le soir surtout, et le matin en se réveillant; il n'a pas eu d'hémoptysie.

C'est un homme d'apparence moyenne, à cheveux châtains assez abondants; le corps est émacié, les fosses sus et sous-claviculaires ainsi que les fosses sus et sous-épineuses sont très marquées; les omoplates sont en ailes d'oiseau. Le thorax peu développé, respire surtout à sa partie inférieure. Les membres supérieurs et inférieurs sont peu musclés.

Appareil pulmonaire. Matité aux deux sommets et craquements aux deux sommets en avant et en arrière; dans le reste des deux poumons respiration obscure et emphysémateuse.

Expectoration nummulaire, non aérée, typique.

Appareil circulatoire normal.

Appareil digestif normal.

Systéme nerveux normal.

Appareil urinaire, ni sucre ni albumine.

Voilà quels étaient les seuls signes existants lorsqu'on prit l'observation du malade, c'est-à-dire le 12 Avril.

Le 15 Avril. On examine à nouveau le malade et on trouve : un signe de Kernig évident, une raie vaso-motrice nette, une hyperesthésie cutanée généralisée, et une paralysie du facial inférieur gauche. Le malade a un délire calme. On ne constate pas d'inégalité pupillaire, pas de mydriase, pas de raideur de la nuque. Le pouls est à 88, il est instable ; la respiration est à 24 ; la température à 40.

On décide alors une ponction lombaire ; le liquide sort sous pression, il est ambré. Ce liquide, centrifugé et coloré, montre une quantité considérable de polynucléaires, et quelques rares lymphocytes ; pas de globules du sang.

Le 16 Avril. Le malade est plus éveillé, mais les signes persistent. Pouls 92. Respiration 18. Température 40,2.

Le 17 Avril. Le malade est beaucoup plus éveillé, il se plaint d'un fort mal de tête, il a la diarrhée.

On fait une autre ponction lombaire et on retire 20 centimètres cubes de liquide ambré. Inégalité pupillaire, la gauche étant plus grande que la droite. Température 39,9. Le liquide centrifugé et coloré montre une polynucléose presque exclusive.

Le 20 Avril. Le malade présente des soubresauts musculaires, le pouls est à 128, irrégulier, la respiration à 20.

On fait une nouvelle ponction lombaire ; le liquide est toujours ambré. Examiné à la cellule de Nageotte, il présente 120 éléments par millicube.

Le liquide, centrifugé et coloré, montre des polynucléaires en quantité considérable, de rares lymphocytes. Une coloration du culot faite au Ziehl montre des bacilles de Koch, en quantité notable, les uns enfermés dans des polynucléaires, les autres extracellulaires.

Le 21 Avril. Le malade meurt dans le coma.

L'autopsie est faite le 22 Avril 1912.

A l'ouverture des méninges, il s'échappe une grande quantité de liquide céphalo-rachidien. Les méninges sont épaissies avec des travées blanchâtres le long des vaisseaux, en particulier au niveau de l'aqueduc de Sylvius ; elles se décortiquent assez bien. On trouve des tubercules très nets le long des vaisseaux. Le cerveau coupé ne montre aucune altération.

On constate une symphyse cardiaque lâche. Le cœur n'est pas altéré, il pèse 320 gr.

Le poumon droit présente des tubercules avec emphysème pulmonaire et congestion banale. La plèvre gauche est farcie de tubercules. Les ganglions du hile sont énormes.

Le foie pèse 2 kilogs 200, il est infiltré de tubercules. La rate pèse 435 gr., elle est également infiltrée de tubercules.

Le mésentère, l'épiploon et le reste du péritoine présentent une grande quantité de tubercules.

Les reins ne présentent pas d'altération.

Dans ce dernier cas, nous nous trouvons en présence d'une polynucléose qui a été constante de la première à la dernière ponction. Voulant vérifier l'opinion de Concetti, pour lequel la polynucléose existe toutes les fois qu'il y a des bacilles de Koch dans le liquide, nous avons fait une coloration au Ziehl du culot de centrifugation. Comme on a pu le lire précédemment, nous avons trouvé une assez grande quantité de bacilles, les uns englobés dans des polynucléaires les autres libres. Il nous semble donc qu'en l'espèce l'explication donnée par Concetti de la polynucléose est admissible.

Nous ferons en outre remarquer que chez ce dernier malade l'autopsie a montré, en plus des tubercules trouvés sur les méninges, des tubercules du péritoine, du foie et de la rate. Il s'agissait donc d'un envahissement total de l'organisme par la tuberculose, et si ce n'était l'évolution clinique, on pourrait même dire d'une granulie.

CONCLUSIONS

Les cinq cas de méningite tuberculeuse que nous venons de présenter, ont eu une forme clinique aiguë, le dernier surtout. Nous nous demandons si ce n'est pas justement parce que nous avons eu affaire à des méningites tuberculeuses aiguës, que l'examen du liquide céphalo-rachidien nous a montré de la polynucléose. On a en effet signalé de la polynucléose au début de cette affection, mais précédant une lymphocytose définitive. Pour nous, et nous regrettons bien de n'avoir pas recherché le bacille de Koch dans tous les liquides de ponction, la polynucléose veut dire présence du bacille de Koch et méningite aiguë ; la lymphocytose étant réservée à la méningite tuberculeuse normale, c'est-à-dire à évolution beaucoup plus lente que celle de nos observations.

Bien loin de nous l'idée de renverser la formule si nettement établie par MM. Sicard, Widal et Ravaut ; mais nous croyons, que lorsque la maladie évolue aussi rapidement que dans les cas que nous avons examinés, l'infection étant aiguë, l'organisme réagit comme pour toute infection méningée aiguë, c'est-à-dire par la polynucléose. Notre conviction est qu'en tuberculose, comme d'ailleurs en bien d'autres cas, *polynucléose équivaut à évolution aiguë, et lymphocytose à évolution chronique.*

Ces méningites tuberculeuses à réaction leucocytaire anormale, se traduisirent également par des signes cliniques bien différents de ceux décrits habituellement. La question peut se poser dès lors de savoir s'il n'existe pas une certaine *corrélation* entre leur anomalie cythologique et leur anomalie clinique, si l'on peut s'exprimer ainsi.

Tous les auteurs sont d'accord pour diviser l'évolution de la méningite tuberculeuse en 4 périodes. D'abord une période prodromique, de durée très variable, surtout marquée par des troubles de la santé générale, tels que : maigreur de la face, innappétence, vomissements, constipation intermittente, asthénie, malaises vagues, et par des troubles nerveux précurseurs, comme la céphalée, la difficulté de travailler, la tristesse, l'irritabilité et une sensibilité exagérée.

A la suite de ces symptômes, souvent peu marqués et qui peuvent même échapper à l'entourage du malade, surgissent d'autres signes, ceux de la période *initiale,* beaucoup plus bruyants que les précédents. Ce sont la céphalée, les vomissements et la constipation ; trois symptômes que l'on considère comme caractéristiques de la méningite. A ces trois symptômes fondamentaux, s'ajoutent l'accélération du pouls, la douleur à la pression des globes oculaires, l'hyperesthésie et la photophobie.

A cette période initiale succède une période *intermédiaire ou de rémission*, pendant laquelle les symptômes s'amendent, faisant croire à un mieux trompeur. La fièvre diminue, en même temps que le pouls et la respiration se ralentissent, la céphalalgie s'atténue ou disparaît, la torpeur se dissipe. Toutefois on rencontre encore des convulsions, des contractures, la raideur de la nuque et le signe de Kernig, ainsi que divers troubles vasomoteurs.

A la fin de cette période apparaissent les cris hydrencéphaliques, et l'on entre dans la *période terminale* caractérisée par l'accélération du pouls et de la respiration et leur irrégularité, par l'abolition des réflexes, la dilatation des pupilles et les paralysies partielles ou totales les plus variées.

Voilà rapidement esquissé, le tableau classique de la méningite tuberculeuse. Or les cas que nous venons d'examiner diffèrent sensiblement de ce tableau.

Dans toutes nos observations en effet la période prodromique est absente, et nous ne trouvons aucun trouble de la santé générale ou du système nerveux ; nos malades ont été frappés brusquement et la maladie s'est installée d'emblée.

Dans notre première obervation, la maladie débute soudainement, par des engourdissements et une faiblesse générale ; puis apparaissent la céphalée et les vomissements ; mais au lieu d'être durables comme habituellement, ils disparaissent presque immédiatement. Voilà donc la période prodromique absente, puisque la maladie a débuté d'emblée ; le trépied méningitique n'est pas non plus complet : la constipation existe bien opiniâtre et constante, mais la céphalée et les vomissements ne se manifestent que pendant quelques heures et disparaissent complètement ensuite. Dès le début pour ainsi dire le malade est prostré, presque dans le coma ; nous passons donc de la première période à la dernière sans la fameuse transition. Enfin les réflexes oculaires sont conservés et nous n'avons aucun trouble de l'innervation de l'œil, même pas d'inégalité pupillaire.

Sitôt hospitalisé, notre second malade manifeste une vive agitation, il est presque délirant. Les prodromes n'ont donc encore pas existé, le début a été subit. Les vomissements ont fait défaut, et du trépied nous n'avons eu que la céphalée et la constipation. La pression des globes oculaires n'a été douloureuse à aucun moment, les muscles de l'œil n'ont pas été intéressés ; enfin le malade a passé par des périodes successives de lucidité et de coma. Ici encore pas de période intermédiaire. La maladie a duré exactement 7 jours. En vérité, devant une évolution semblable, ne se croirait-on pas plutôt en présence d'une méningite aiguë à méningocoques ?

Notre troisième malade a été pris de troubles cérébraux bizarres, il s'est mis à vagabonder, et c'est la police qui l'amène à l'Hôpital. A son entrée on l'examine, on ne constate aucun trouble du système nerveux ; seuls les signes de sa tuberculose pulmonaire sont évidents. Sont-ce là des prodromes de sa méningite ? La chose nous paraît très possible, mais non certaine. Quatre jours après il se met à délirer subitement, et la maladie évolue sans maux de tête, sans vomissements ; puis au délire des premiers jours succèdent le coma et la mort. Ici encore le trépied fait défaut ainsi que la période intermédiaire et le tout évolue comme une méningite aiguë, en huit jours exactement.

Notre quatrième malade était entré le 17 Décembre pour tuberculose pulmonaire. L'examen du système nerveux fait à ce moment n'avait montré aucun trouble. Quelques jours après il passe en chirurgie pour se faire opérer d'un abcès des bourses. 7 jours après son passage en chirurgie, on nous le renvoie en médecine, il est dans un état d'obnubilation complète, il ne présente ni raideur de la nuque, ni Kernig. Dans cette observation nous ne trouvons pas encore de prodromes et il manque un signe d'une grosse importance, le Kernig. Après avoir débuté d'une façon si anormale, la maladie continue par des périodes pendant lesquelles le malade reprend successivement ses esprits sous l'influence des ponctions lombaires et retombe ensuite dans le coma. Les vomissements et la constipation ont fait complète-tement défaut durant toute la maladie, et le malade meurt dans une agitation extrême, alors que la règle dans la méningite tuberculeuse est le coma. Le tout a duré 16 jours.

Enfin notre cinquième observation est encore plus curieuse que les précédentes. Le malade est examiné à son entrée dans le service, c'est à dire un samedi ; à ce moment il ne présente que les signes d'une tuberculose pulmonaire évidente. Le lundi matin, au moment de lire l'observation au chef de service, on s'aperçoit que le malade prononce des phrases incohérentes et qu'il ne répond pas aux questions qu'on lui pose. Le début de sa méningite remonte donc au plus tard à la veille ; ici encore pas de prodromes. L'examen du système nerveux montre des réflexes normaux, l'on constate seulement une très légère paralysie du facial inférieur gauche. Les vomissements et la constipation font défaut, le malade a même une diarrhée abondante. Peu a peu le délire diminue pour faire place au coma et le malade meurt. Durée 8 jours.

Il nous semble inutile d'insister davantage sur l'anomalie clinique qu'ont présentée les 5 cas de méningite que nous avons relatés. Bornons-nous à rappeler en terminant que dans tous les

cas, sauf un, l'évolution a été rapide, puisque nous trouvons :
7 jours, 8 jours, 16 jours, 8 jours. Il ressort de cette remarque
que nous avons bien eu affaire là à des méningites tuberculeuses
aigües. C'est justement, croyons-nous, à cause de leur évolution
rapide, que les symptômes cliniques, comme la réaction leucocytaire, sont apparus anormaux.

BIBLIOGRAPHIE

BERNHEIM et MOSER. — Ueber die diagnostische Bedentung der lumbar punction. Wiener, Klinisches Woch, 1897.

CHAUFFARD et L. BOIDIN. — Un an de ponctions lombaires. *Gazette des Hôpitaux*, 1904.

A. CHIPAULT. — Ponction lombo-sacrée ; matériel, technique, utilité diagnostique et thérapeutique.

COURMONT et MONTAGNARD. — Société médicale des hôpitaux de Lyon.

E. CATHELIN. — Utilisation possible de la voie du canal sacré chez l'enfant pour la ponction sous-arachnoïdienne.

LÉVY-SIRUQUE. — La ponction lombaire. *Gazette des Hôpitaux*, 1900.

LUTIER. — Les nouveaux procédés d'investigation dans le diagnostic des méningites tuberculeuses. Thèse, Paris, 1903.

MOLLARD et ANDRÉ. — Méningites tuberculeuses sans leucocytose. Société médicale des hôpitaux de Lyon.

MARFAN. — La ponction lombaire dans la méningite tuberculeuse. *Presse médicale*, 8 septembre 1897.

NETTER A. et GENDRON A. — Etude microscopique du liquide céphalo-rachidien dans les méningites tuberculeuses.

NETTER. — Valeur de la ponction lombaire dans la méningite tuberculeuse. *Gazette des Hôpitaux*, 1899.

PFAUNDLER. — Ponction lombaire chez les petits enfants. *Bulletin médical*, 1898.

WENTWORTH. — Some experimental work on lumbarpuncture of the subarachnoïd'space. Archives of Pediatris, 1896.

WOLF. — Eléments de diagnostic tirés de la ponction lombaire. Thèse, Paris, 1901.